BEI GRIN MACHT SICH IHR WISSEN BEZAHLT

AF139909

- Wir veröffentlichen Ihre Hausarbeit,
  Bachelor- und Masterarbeit

- Ihr eigenes eBook und Buch -
  weltweit in allen wichtigen Shops

- Verdienen Sie an jedem Verkauf

Jetzt bei www.GRIN.com hochladen und kostenlos publizieren

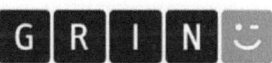

Bibliografische Information der Deutschen Nationalbibliothek:

Die Deutsche Bibliothek verzeichnet diese Publikation in der Deutschen National-bibliografie; detaillierte bibliografische Daten sind im Internet über http://dnb.d-nb.de/ abrufbar.

Impressum:

Copyright © 2018 GRIN Verlag
Druck und Bindung: Books on Demand GmbH, Norderstedt Germany
ISBN: 9783668782211

Dieses Buch bei GRIN:

https://www.grin.com/document/437669

Siegfried Huhn

Gefährlicher Rauch. Konsum und Abhängigkeit von Tabak und Cannabis im Kontext der Pflegeberufe

GRIN Verlag

GRIN - Your knowledge has value

Der GRIN Verlag publiziert seit 1998 wissenschaftliche Arbeiten von Studenten, Hochschullehrern und anderen Akademikern als eBook und gedrucktes Buch. Die Verlagswebsite www.grin.com ist die ideale Plattform zur Veröffentlichung von Hausarbeiten, Abschlussarbeiten, wissenschaftlichen Aufsätzen, Dissertationen und Fachbüchern.

Besuchen Sie uns im Internet:

http://www.grin.com/

http://www.facebook.com/grincom

http://www.twitter.com/grin_com

Gefährlicher Rauch

Konsum und Abhängigkeit von Tabak und Cannabis

mit Perspektive auf Angehörige der Pflegeberufe

Vorgelegt von:

Siegfried Huhn

Berlin, im August 2018

Inhalt

Einleitung

Rauchen gilt in den Industrienationen als das bedeutendste gesundheitliche Einzelrisiko und als die führende Ursache für vorzeitige Sterblichkeit. Präventionsprogramme haben zu einem Rückgang des Tabakkonsums insbesondere bei Heranwachsenden geführt. Der Griff zur Zigarette hat für Heranwachsende den Status des Initiationsritus in die Erwachsenenwelt verloren. Das seit 2008 geltende Nichtraucher-Schutzgesetz hat die Möglichkeiten des Rauchens eingeschränkt und damit zu einem Konsumrückgang geführt. Für Nichtraucher hat sich durch die gesetzliche Regelung die Belastung durch Passivrauchen verringert. Jedoch wird über Präventionsprogramme und Nichtraucherschutz nur ein Teil der Bevölkerung erreicht.

Cannabis ist die am häufigsten konsumierte illegale Droge weltweit und auch in Deutschland. Die Offenheit Cannabis gegenüber und die Akzeptanz des Konsums steigen trotz Aufklärung über mögliche gesundheitliche Risiken für die Konsumenten stetig. Die Diskussion um Legalisierung oder der Bereitstellung als Medikament wird überwiegend emotional geführt und selten sachlich abgewägt. Dabei liegt im regelmäßigen Cannabiskonsum ein nicht zu unterschätzendes Gesundheitsrisiko und ist der Einsatz von Cannabis als Medikament deutlich limitiert.

Ziel dieser Arbeit ist es, den Konsum von Tabak und Cannabis, deren Abhängigkeitspotential und die möglichen gesundheitlichen Risiken aufzuzeigen. Dabei wird ein besonderer Fokus auf den Konsum beider Stoffe in den Berufsgruppen der Pflegeberufe (Kranken- und Kinderkrankenpflege und Altenpflege) gelegt. Als Berufsangehörige gelten alle beruflich pflegenden Personen unabhängig ihrer formalen Qualifikation. Diese Personen werden im Verlauf dieser Arbeit als Pflegepersonen bezeichnet.

Nach einer Einführung über das Wesen von Sucht und Abhängigkeitserkrankung werden die Produkte Tabak und Cannabis betrachtet. Die Betrachtung wird für beide Stoffe getrennt vorgenommen. Im ersten Teil wird der Tabakkonsum behandelt, im zweiten der Cannabiskonsum. In beiden Abschnitten werden zunächst Anhaltszahlen zum Konsum und den Konsumformen vorgestellt. Dabei wird soweit möglich auch der Konsum durch Pflegepersonen angegeben. Im weiteren Verlauf werden die gesundheitliche Bedeutung unterschiedlicher Tabak- und Cannabisprodukte und deren Bedeutung als Abhängigkeitserkrankung beschrieben. Hierbei finden sich für den Tabakkonsum deutlich mehr Daten als für den reinen Cannabiskonsum. Dabei soll jedoch mitbedacht werden, dass die Beschreibungen der gesundheitlichen Risiken zum Tabakkonsum in der Regel zu den Risiken des Cannabiskonsums hinzukommen. Werden doch die meisten Cannabisprodukte mit Tabak vermischt geraucht.

Im letzten Kapitel werden die Ergebnisse im Kontext der Pflegeberufe bzw. die Bedeutung von Tabak- und Cannabiskonsum und möglicher Abhängigkeit von diesen Substanzen in den Pflegeberufen diskutiert.

Der gesamte Text ist so aufbereitet, dass die einzelnen Kapitel in sich geschlossen sind und unabhängig voneinander gelesen werden können. Wegen der besseren Lesbarkeit wird immer nur ein Geschlecht gewählt, wobei jedoch alle möglichen Geschlechter gemeint sind. Für die Pflegeberufe überwiegt real das weibliche Geschlecht.

1 Vom Wesen der Sucht

Im allgemeinen Sprachgebrauch wird der Suchtbegriff überwiegend negativ besetzt und mit illegalen (gesetzlich verbotenen) Drogen verbunden. Umgangssprachlich werden illegale Drogen oft auch als Rauschgifte bezeichnet, wodurch dem Konsum eine gewisse Dramatik verliehen wird. Durch diese Sprachregelung wird der Tabak jedoch selten als Suchtmittel und die Tabakkonsumenten direkt als süchtig bezeichnet. Das Konsumverhalten wird eher als Willensschwäche gesehen, während der Cannabiskonsument als Rauschgiftkonsument gesehen und unabhängig vom tatsächlichen Konsum häufiger als süchtig bezeichnet wird und von einer Cannabis-Abhängigkeit ausgegangen wird. Dabei wird allzu oft die konsumierende Person im Kontext der Vorstellung von Sucht stigmatisiert und abgewertet. Zudem führt die Unterteilung in legale und illegale Drogen schnell zu einer Wertung mit Verurteilung in Richtig und Falsch und zu der irrtümlichen Annahme, der Konsum legaler Drogen wäre weniger gesundheitsgefährdend als der Konsum illegaler Drogen. Dabei wird außer Acht gelassen, dass die Einteilung in erster Linie historisch bedingt ist. Nach heutigem Erkenntnisstand würden demnach die legalen Drogen Tabak und Alkohol wohl kaum noch legalisiert. Zumindest wäre eine Legalisierung dieser Drogen in Abgrenzung zu den meisten illegalen Drogen durch keine bisherige Begründung zu rechtfertigen (Huhn 2018).

Den Konsumenten selbst dient die Unterscheidung zwischen legal und illegal darüber hinaus zur Abmilderung der eigenen Situation und als Abgrenzung zu anderen Abhängigen. Die Konsumenten legaler Drogen sehen sich in der besseren Position und innerhalb der Gemeinschaft der Abhängigkeitskranken gar als die besseren Menschen. Häufig wird in Diskussionen sogar nonchalant mit dem Argument der hohen Steuern auf diese Produkte das verbriefte Recht auf Behandlung oder sogar bevorzugte Behandlung abgeleitet (ebenda).

Aus Sicht der Suchtberatung findet jedoch keine Unterscheidung bzw. Wertung nach Suchtstoffen statt. Die Suchtstoffe selbst haben lediglich insofern Bedeutung, als sich davon spezifische Gesundheitsgefahren, Entzugsrisiken und Behandlungsmaßnahmen ableiten lassen. Den abhängigen Konsumenten wird unabhängig vom juristischen Status der Droge eine Behandlung zugestanden. Gesellschaftlich kommt der Unterscheidung zwischen legal und illegal in der politischen und juristischen Auseinandersetzung eine Bedeutung zu, die teilweise Gegenstand von Präventionsüberlegungen ist, jedoch in der Therapie nicht thematisiert wird (ebenda).

1.1 Sucht und Abhängigkeit

Die Begriffe „Sucht" und „Abhängigkeit" beschreiben das nahezu unstillbare Verlangen nach dem Suchtmittel, hier Tabak oder Cannabis, oder besser nach dem Erlebniszustand, der durch den Konsum hervorgerufen wird. Die Wahrnehmung des Verlangens ist abhängig von der Wirkung des Suchtmittels und dessen Verfügbarkeit bzw. von den Auswirkungen beim Fehlen des Suchtmittels (Huhn 2018). Da Tabak als legale Droge in Deutschland immer verfügbar und finanzierbar ist, wird das ganze Ausmaß eines möglichen Suchtempfindens selten verspürt oder eher mild erlebt. Auch Cannabis ist fast immer problemlos verfügbar und je nach Angebot auch kostengünstig zu erwerben. Die Teillegalisierung hat zudem zu einer breiten Öffnung des Vertriebs geführt, sodass der Erwerb kaum noch als kriminelle Handlung wahrgenommen wird oder versteckt in einer außergesellschaftlichen Halbwelt stattfindet. Die Beschaffung stellt demnach kein Problem mehr dar. Das Ausmaß des Verlangens wird daher auch bei Cannabis abgemildert oder häufig lediglich als Vorfreude auf den Konsum erlebt (Huhn 2018b).

Dennoch handelt es sich bei der Abhängigkeit von Tabak und Cannabis um eine psychische Störung, die durch ein scheinbar unbezwingbares Verlangen nach dem Suchtmittel und einem zumindest zeitweisen Verlust der Selbstkontrolle über bestimmte Verhaltensweisen gekennzeichnet ist. Der Zwang zum Konsum führt ab einem bestimmten Grad der Abhängigkeit zu einer massiven Beeinträchtigung der physischen, psychischen und sozialen Funktionen und oft zu finanziellen Problemen. In aller Regel werden andere Personen durch das Konsumverhalten in Mitleidenschaft gezogen (ebenda; Schneider 2017; Arbeitskreis OPD 2017).

1.2 Zum Begriff der Abhängigkeit

In der medizinischen Fachsprache wird nach ICD -10 von „schädlichem Gebrauch" oder einer „Abhängigkeitserkrankung" gesprochen, wodurch die Störung besser als über den Suchtbegriff beschrieben wird. Der medizinischen Diagnose werden in der Beratung noch die Begriffe „moderater" und „kritischer" Konsum vorgeschaltet. Dabei geht ein moderater

Konsum mit keinem Gesundheitsrisiko einher, während der kritische Konsum grenzwertig verortet ist und zumindest zu einer gewissen Vorsicht raten lässt. Für den Tabakkonsum wird eher auch bei mäßigem Konsum von einem kritischen Konsum ausgegangen, weil für jede Zigarette negative Auswirkungen auf die Atemorgane angenommen werden. Bei Cannabiskonsum wird für Konsumenten ab dem 26. Lebensjahre auch die Möglichkeit eines moderaten Konsums angenommen. Jedoch muss bei diesen Einschätzungen immer auch mitbetrachtet werden, dass der Diskurs bei Drogen, insbesondere Tabak- und Cannabiskonsum, selten ideologiefrei geführt wird. In der heutigen Problembetrachtung und Suchtberatung wird von einem „schädlichen Gebrauch" ausgegangen, wenn das Konsumverhalten oder die Konsummenge dazu führen, dass es zu körperlichen, psychischen, finanziellen oder auch rechtlichen Schäden kommt. Demnach gilt der Erwerb von Tabakprodukten bei gleichzeitigem Verzicht auf Lebensmittel als ein schädlicher Gebrauch, ebenso wie der Führerscheinentzug durch Cannabiskonsum am Steuer.

Mitunter ist die Unterscheidung zwischen moderatem, kritischem und schädlichem Gebrauch schwierig. Für eine Abhängigkeitserkrankung sind deshalb Kriterien definiert, die sich auch für die Einordnung des Tabak- oder Cannabiskonsums heranziehen lassen. Demnach ist abhängig erkrankt, wer innerhalb der letzten zwölf Monate drei oder mehr der folgenden Kriterien erfüllt (Wendt 2017):

1. ein starkes, oft nicht überwindbares Konsum-Verlangen hat (Suchtdruck o. Craving)
2. einen Kontrollverlust, was den Beginn, die Menge und die Beendigung des Konsums betrifft
3. eine Toleranzentwicklung mit immer größerer Menge zur Wirkentfaltung
4. körperliche und psychische Entzugssymptome zeigt
5. dessen Verlangen nach Suchtmittel zum Lebensinhalt wird, andere Aktivitäten und Interessen werden vernachlässigt
6. der einen fortdauernder Gebrauch des Suchtmittels wider besseren Wissens oder vorhandener Schäden unterhält.

1.3 Alle Lust will Ewigkeit

Bei Suchtstoffen wie Tabak und Cannabis handelt es sich um Substanzen, die unmittelbar verändernd auf die Funktion des zentralen Nervensystems wirken. In der Beratung wird von psychotropen Substanzen gesprochen, um die negativ besetzten Begriffe wie „Rauschmittel" oder „Rauschgift" zu ersetzen. Die Einwirkung der Substanzen kann anregend, dämpfend oder sonstige seelische Vorgänge beeinflussend sein. Das augenscheinlichste ist zunächst die angstlösende Wirkung. Unter der Substanzeinwirkung werden Ängste überwunden und

Aktivitäten möglich, die zuvor unüberwindbar schienen. Damit hat die Substanz im Erleben der Person eine positive Funktion. Hinzu kommt, dass bestimmten Substanzen ein spezielles Image zugeschrieben wird oder als Initiationsritus für den Eintritt in die Welt der Erwachsenen oder spezifischer Gruppen gelten. Scham wird überwunden, und sobald sie später auftritt, wird das beschämende Verhalten über den Substanzeinfluss definiert und entschuldigt. So erklärt sich die Entstehung einer Abhängigkeit: Ein Großteil unseres Verhaltens wird durch das Belohnungssystem im Gehirn gesteuert. Dieses komplexe System setzt sich aus mehreren Hirnstrukturen zusammen. Es wird immer dann aktiviert, wenn wir mit Freude und Lust agieren, etwa beim Herumalbern, bei befriedigendem Sex oder bei einem Erfolgserlebnis. Tabak, Cannabis und andere Rauschmittel stimulieren dieses Belohnungssystem, wodurch sich Wärme, Wohlempfinden, Mut, Enthemmung und Rausch einstellen. Diese Empfindung, die als Lust bezeichnet werden kann, will bestehen bleiben. Über Suchtmittel lässt sich dieser Zustand für lange Zeit erreichen. Das Verlangen nach diesem Zustand wird stärker, und die Möglichkeiten des Verstandes werden ihm untergeordnet. Vernunftgesteuertes Handeln verliert sich mit der Zeit völlig. Die positiven Empfindungen erfordern immer größere Mengen des Suchtmittels. Bis keine wirkliche Befriedigung mehr eintritt und die Person ihre persönliche Freiheit verliert (Huhn 2018a; Schneider 2017; Wendt 2017).

1.4 Suchtpotential von Tabak und Cannabis

Das Suchtpotential für Tabak wird als hoch eingestuft, während für Cannabis ein mittleres Suchtpotential beschrieben wird. Das Suchtpotential errechnet sich daraus, wie viele der Erstkonsumenten nach einem definierten Zeitraum die Substanz weiterhin konsumieren. Eine andere Erhebung des Suchtpotentials fragt nach mehreren Faktoren im Zusammenhang mit dem Suchtmittel:

- Entzugserscheinungen,
- Konsum-Kontrollverlust,
- Toleranzentwicklung,
- hoher Wiederholungseffekt,
- Abhängigkeitssymptome
- und Rauscheffekt.

Danach findet sich Tabak mit seinem Suchtpotential nach Heroin, Kokain und Alkohol an vierter Stelle und vor abhängigkeitserzeugenden Medikamenten, Ecstasy und Cannabis. Cannabis steht demnach mit seinem Suchtpotential an siebter Stelle. (Schneider 2017).

Ein für die Alkoholabhängigkeit entwickelter einfacher Selbsttest (CAGE) kann als erste Annäherung auch für den Tabak- und Cannabiskonsum eingesetzt werden, um ein mögliches schädigendes oder abhängiges Verhalten zu erkennen. Wenn eine Frage mit JA beantwortet wird, besteht ein problematisches Verhalten, und es sollte eine Beratung eingeholt werden:

CAGE – Test zum Substanzgebrauch

C > für cut down: *Haben Sie jemals daran gedacht, weniger Tabak/ Cannabis zu konsumieren?* **A > für annoyance:** *Haben Sie sich jemals über Menschen geärgert, weil diese Ihren Konsum von Tabak/ Cannabis kritisiert haben?* **G > wie guilty:** *Haben Sie sich jemals wegen Ihres Tabak-/ Cannabiskonsums schuldig gefühlt?* **E > wie eye opener:** *Haben Sie jemals morgens Tabak/ Cannabis konsumiert, um sich nervlich zu stabilisieren oder einen Kater loszuwerden?*

Quelle: Knoll 2009/ modifiziert Huhn 2018

2 Tabakkonsum

2.1 Verbreitung des Tabakkonsums

Der Konsum von Fertigzigaretten ist in Deutschland im Jahr 2017 mit etwa 75,8 Mrd. Stück leicht gestiegen. Der Verbrauch von Feinschnitt ist jedoch leicht gesunken und entsprach etwa der Menge von 36,4 Mrd. selbstgedrehter Zigaretten. Der Zigarrenverbrauch ist mit 2,8 Mrd. noch deutlicher zurückgegangen, während der Verbrauch von Wasserpfeifentabak um 28,7 Prozent auf 3.245 Tonnen angestiegen ist. Die Konsumausgaben für Tabakprodukte liegen im selben Jahr bei etwa 25,9 Mrd. Euro. Davon entfallen auf die Tabaksteuer 14,4 Mrd. Euro (DHS 2018, Drogenbeauftragte 2018). Die angegebenen Mengen ergeben sich aus den Angaben der offiziellen Tabakhersteller und Vertriebsstellen. Zigaretten gelten jedoch inzwischen als eines der meistgeschmuggelten Konsumgüter der Welt. Deshalb liegt der tatsächliche Konsum bei Zigaretten um über 10 Mrd. Stück höher, wonach aktuell jede achte gerauchte Zigarette aus illegalem Handel stammt (dkfz 2017).

Der Anteil der Raucherinnen und Raucher in der deutschen Bevölkerung ist weiterhin rückläufig. Die aktuellen Angaben besagen, dass etwa 27 Prozent der 18-jährigen und älteren Männer und 21 Prozent der Frauen dieser Altersgruppe rauchen. Der höchste Rückgang wird bei den über 60-jährigen verzeichnet, jedoch wird bei Jugendlichen ein Trend zum Nichtrauchen deutlich. Aktuell wird die Prävalenz für die Altersgruppe 12- bis 17-jähriger bei Jungen mit ca. 10 Prozent und bei Mädchen mit 5 Prozent angegeben. Auch das Ausmaß des Passivrauchens ist zurück gegangen, wenngleich immer noch ca. 15 Prozent der Männer und 8 Prozent der Frauen der direkten Passivrauchbelastung ausgesetzt sind (DHS 2018; Zeiher 2017; dkfz 2015).

Am stärksten verbreitet sind das aktive wie auch das passive Tabakrauchen in sozial benachteiligten Bevölkerungsgruppen bzw. in Gruppen mit geringem sozialem Status. Der soziale Status wird über die Angaben zum Bildungsniveau, zur beruflichen Stellung und zum Einkommen ermittelt. Lediglich in der Altersgruppe über 65 Jahre sind keine auffälligen sozialen Unterschiede im Rauchverhalten festzustellen. Auch die Passivrauchexposition ist besonders auffällig für Heranwachsende aus Familien mit geringem sozialem Status. Demnach lebt mehr als die Hälfte der Kinder aus entsprechenden Familien mit mindestens einem rauchenden Elternteil, und es wird in der Wohnung deutlich häufiger in Gegenwart der Kinder geraucht, als in Familien mit höherem sozialen Status (ebenda; Drogenbeauftragte 2017).

2.2   Gesundheitliche Bedeutung und Gesundheitskosten des Tabakkonsums

Wird Nikotin über den Tabakrauch eingeatmet, gelangt es innerhalb von Sekunden ins Gehirn, wo es sowohl anregende als auch beruhigende Effekte hat. Nikotin ist der dominante Wirkstoff im Tabak. Tabakrauch enthält jedoch weitere ca. 4.800 Substanzen, von denen über 90 als krebserregend oder erbgutverändernd identifiziert sind. Nahezu alle Organe, Organsysteme und Stoffwechselvorgänge werden durch das Aktiv- wie auch das Passivrauchen beeinträchtigt. Etwa 80 Prozent aller Lungenkrebserkrankung sind auf Rauchen zurückzuführen. Rauchen während der Schwangerschaft kann zu schweren Komplikationen führen und das Ungeborene langfristig schädigen. Kinder von Raucherinnen leiden häufiger an Fehlentwicklungen wie geringerer Lungenfunktion oder an Fehlbildungen wie der Gaumenspalte (Rictus lupinus). An den Folgen des Rauchens sterben in Deutschland ca. 121.000 Menschen jährlich. Schätzungen zufolge belaufen sich die direkten jährlichen Gesundheitskosten auf etwa 25 – 30 Mrd. Euro. Die indirekten Kosten

(Erwerbsunfähigkeit, Frühberentung usw.) werden mit etwa 54 Mrd. Euro angegeben, womit die wirtschaftlichen Gesamtkosten etwa 80 – 85 Mrd. Euro jährlich betragen (ebenda). Der Tabakkonsum verursacht demnach mehr Krankheiten und Folgekosten als Alkoholismus und Abhängigkeit von illegalen Drogen zusammen. Raucher schädigen nicht nur sich selbst, sondern auch andere Personen, die die Schadstoffe einatmen. Kinder sind besonders gefährdet (Schneider 2015).

2.3 Elektronische Zigaretten

Elektronische Zigaretten (E-Zigaretten-Liquids) vernebeln eine Flüssigkeit (Liquid) und das entstehende Aerosol wird ähnlich wie beim Rauchen inhaliert. Die Hauptbestandteile sind Propylenglykol, Glyzerin, Aromen und überwiegend auch Nikotin.

Vor allem Raucher probieren E-Zigaretten aus. Sie sehen darin eine weniger schädliche Alternative zu üblichen Tabakzigaretten und verbinden zum Teil die Hoffnung, den Rauchstopp besser zu bewältigen. Fundierte Aussagen über E-Zigaretten als Hilfsmittel zum Rauchstopp sind nicht möglich. Auch bisherige Nichtraucher probieren die E-Zigaretten, und es wird vermutet, dass über E-Zigaretten ein Raucheinstieg befördert wird, was sich jedoch nicht eindeutig belegen lässt (DHS 2018; akzept et al 2018). Wenngleich der Schadstoffgehalt in E-Zigaretten geringer ist als in Tabakzigaretten, stellen sie dennoch keine harmlosen Produkte dar. Das Aerosol enthält gesundheitsschädliche und krebserzeugende Substanzen, die auch in die Umwelt abgegeben werden und Nichtkonsumenten schädigen können (DHS 2018; DNRfK 2018; dkfz 2016). Nach dem Jugendschutzgesetz dürfen seit der Neufassung zum 1. April 2016 auch E-Zigaretten oder Sishas genau wie Tabakzigaretten nicht in öffentlichen Räumen konsumiert werden, in denen Personen unter 18 Jahren Zugang haben. Für alle öffentlichen Gebäude in Deutschland (Verwaltung, Schulen, Krankenhäuser, Bahnhöfe und Bahnsteigen usw.) gelten E-Zigaretten gegenüber dieselben Bedingungen des Nichtraucher-Schutzes wie für Tabakzigaretten (Drogenbeauftrage 2017). Derzeit wird das Nichtraucher-Schutzgesetz überarbeitet und es ist davon auszugehen, dass es grundsätzlich auf E-Zigaretten ausgedehnt wird.

2.4 Shisha-Rauchen

Das Shisha-Rauchen hat sich in Deutschland seit Beginn der 2000er-Jahre in der Jugendkultur etabliert. Nach einer Studie der Bundeszentrale für gesundheitliche Aufklärung rauchen etwa 14 Prozent der Jugendlichen in Deutschland mindestens einmal monatlich eine Shisha (BZgA 2017). Im Vergleich zum normalen Zigarettenkonsum wird das Shisha-Rauchen als gemeinsames Ritual zelebriert und somit als Teil der Zugehörigkeit und des gemeinsamen Abhängens (Chillen) in den jugendlichen Kommunikationsprozess eingebunden.

Der Wasserpfeifentabak ist ein feuchter Tabak, der aus einer Mischung von Rohtabak, Melasse und Glycerin besteht. Überwiegend wird aromatisierter Tabak in verschiedenen Geschmacksrichtungen geraucht. Das Rauchen von Wasserpfeifen gilt inzwischen als genauso gesundheitsschädlich und suchtgefährdend wie Zigarettenrauch. Die Unterschiede in der Schadstoffbelastung bei Zigaretten- oder Shishakonsum durch Tabak und Zusatzstoffe sind eher graduell und können vernachlässigt werden. Vorherrschend sind im Shisha-Rauch die Substanzen Nikotin, Teer und Kohlenmonoxid, wobei Nikotin oder Kohlenmonoxid im Wasserpfeifenrauch sogar in größeren Mengen vorkommen als im Zigarettenrauch. Hinzu kommen erhebliche Mengen an Teer, der bei der Verbrennung des Tabaks in der Zigarette oder bei der Verschwelung in der Wasserpfeife entsteht. Dadurch das der Shisha-Rauch kühler ist als der Zigarettenrauch, wird tiefer inhaliert, wodurch größere Teermengen in die Lunge gelangen (BfR 2016). Da Shisha keinen Filter enthalten, und nur wenige wasserlösliche Substanzen bei der Wasserpassage herausgefiltert werden, werden mehr Schadstoffe aufgenommen als durch andere Konsumformen. Zur Erhitzung des Tabaks wird Wasserpfeifenkohle verwendet. Diese trägt somit ebenfalls zur Zusammensetzung des Rauches bei. Bei der Verbrennung der Kohle entstehen erhebliche Mengen an Kohlenmonoxid, Benzol sowie PAK, die dann vom Wasserpfeifenraucher aufgenommen werden. Dabei spielt es keine Rolle, ob selbstzündende oder unbehandelte Kohle für die Wasserpfeife verwendet wird. Generell gilt, je mehr Kohle in einem Rauchvorgang verwendet wird, desto höher ist auch die mögliche Belastung mit diesen gesundheitsschädlichen Stoffen.

Auch tabakfreie Shishas sind nicht unbedenklich, enthalten sie doch eine Vielzahl an Zusatzstoffen wie Dampfsteine, Kräutermischungen und Gele. Die gesundheitlichen Risiken werden durch die Freisetzung kanzerogener und anderer gesundheitsschädlicher Stoffe während der Verbrennungsprozesse hervorgerufen, wie Studien zu kurz- und langfristigen Folgen belegen. Die gesundheitlich bedenklichen Substanzen entstehen vor allem durch die Verbrennungsprozesse von Kohle. Aber auch bei elektrischen Wasserpfeifen sowie beim Erhitzen von Dampfsteinen oder Shisha-Pasten finden thermische Zersetzungen (Pyrolyseprozesse) statt, sodass toxische Substanzen eingeatmet werden (ebenda).

Wie beim normalen Tabakrauchen hängt jedoch die gesundheitsschädigende Wirkung auch bei Shishas von der Konsummenge ab. Der Konsum einer Wasserpfeife entspricht etwa der Nikotin-Schadstoffbelastung von zehn Zigaretten. Bei Wasserpfeifenraucher, die täglich zwei bis drei Tabakköpfe rauchen, besteht nach heutigem Kenntnisstand ein vergleichbares Gesundheitsrisiko wie für Zigarettenraucher. In der Schwangerschaft gelten die selben Risiken für das Ungeborene wie bei Zigarettenkonsum. Das Passivrauchen im Shisha-Umfeld kann mit allen Gesundheitsrisiken dem Passivrauchen bei normalem Tabakrauchen wie bei Zigaretten gleichwertig gesehen werden. Immer dann, wenn Geruchsstoffe wahrgenommen werden, werden auch Schadstoffe aufgenommen. Schwangere bzw. das Ungeborene sind auch durch Passivrauchen so stark gefährdet, dass vom Besuch der Shisha-Bars abgeraten wird.

2.5 Tabakkonsum in Pflegeberufen

Während in der Gesamtbevölkerung etwa jede vierte Person Raucher ist, rauchen von den Berufsangehörigen der Pflegeberufe fast ein Drittel. Unter den Schülerinnen und Schülern der Gesundheits- und Krankenpflege raucht fast jede Zweite Person (49 Prozent). Deutlich mehr Raucher finden sich unter den Auszubildenden der Altenpflege. Hier geben 78 Prozent an, regelmäßig zu rauchen. Schnell eine zu rauchen erscheint für viele Pflegepersonen als die einzige Möglichkeit, der allgemeinen Hektik und dem Stationsgeschehen kurz zu entkommen. Die Raucherpausen werden vielfach als Möglichkeit gesehen, während der Arbeit „Luft zu holen und Kraft zu schöpfen" (DNRfK 2018). Rauchen als kleine Pause zwischendurch konnte sich etablieren, weil die Raucherpause auch von nichtrauchenden Kollegen weitgehend toleriert wird. Im Rauchen selbst wird eine Form von Tätigkeit gesehen. Hinzu kommt, dass geplante Pausen oft als schwer realisierbar gelten oder im Arbeitsbereich mit häufigen Unterbrechungen stattfinden. Gemeinsam zu Rauchen gilt auch als Gelegenheit, sich auszutauschen oder das Erleben von Zusammengehörigkeit zu fördern. Nicht umsonst wird oft beschrieben, dass Raucher über mehr Informationen verfügen als Nichtraucher (DNRfK 2018; dkfz 2015). Die oft geäußerte Vermutung, dass der Arbeitsalltag mit spezifischen Belastungen dazu führt, dass Pflegepersonen mit dem Rauchen beginnen, lässt sich nicht bestätigen. Die meisten rauchenden Pflegepersonen haben schon vor dem Eintritt in den Beruf geraucht und führen dieses Verhalten jetzt kollektiv fort. Wahrscheinlich wären sie auch in einem anderen Beruf Tabakkonsumenten. Allerdings fällt auf, dass nichtrauchende Pflegepersonen, die Kollegen zum Rauchen begleiten, häufiger selbst zu Rauchern werden, als nichtrauchende Personen, die nicht an den Raucherpausen teilnehmen. Deshalb müssen im Rahmen der Tabakprävention auch alternative Formen der Kurzpausen mit speziellen Angeboten gestaltet werden (ebenda).

2.6   Gesundheitsgewinn durch Konsumverzicht

Durch den Konsumverzicht bei Tabak verbessert sich die gesundheitliche Situation für Konsumenten jeden Alters relativ schnell. Bereits nach drei Tagen des Tabakverzichts verbessert sich die Funktion der Atemwege messbar und nach etwa einer Woche sinkt der zuvor erhöhte Blutdruck. Nach wenigen Monaten bis einem Jahr gehen Hustenanfälle zurück, die Verstopfung der Nasenhöhlen lässt nach und die bisher bestehende Kurzatmigkeit geht in Normalatmigkeit über. Die Lunge wird gereinigt und die Infektionsgefahr verringert sich (AWMF 2015; dkfz 2015).

Etwa zwei Jahre nach dem Konsumverzicht gleicht sich das Risiko für Herz-Kreislauf-Erkrankungen dem Risiko der Nichtraucher an, das Schlaganfallrisiko sinkt innerhalb von zwei bis fünf Jahren ebenso auf das Risiko der Nichtraucher ab und nach etwa fünf Jahren sinkt das Risiko für Krebserkrankungen in Mundhöhle, Rachen, Speiseröhre und Harnblase auf die Hälfte ab (ebenda).

Nach zehn Jahren der Abstinenz hat ein ehemaliger Raucher ein halb so hohes Risiko an Lungenkrebs zu erkranken als ohne Rauchstopp. Auch das Risiko für Kehlkopf- und Bauchspeicheldrüsenkrebs geht ähnlich stark zurück.

Das Deutsche Krebsforschungszentrum hat ermittelt, dass beim täglichen Konsum von zehn Zigaretten für Männer ein Verlust von 9,4 Lebensjahren angenommen werden kann und für Frauen ein Verlust von 7,3 Jahren. Auch ein sogenannter mäßiger Konsum von unter zehn Zigaretten pro Tag reduziert die Lebenserwartung bei beiden Geschlechtern um fünf Jahre. Ein besonders hohes Risiko für frühere Sterblichkeit liegt dann vor, wenn zu dem Tabakkonsum noch Fettleibigkeit, Alkoholkonsum und hoher Fleischverzehr (rotes Fleisch) hinzukommen. Dann verringert sich die Lebenszeit für Männer um bis zu 17 Jahren, für Frauen um bis 13,5 Jahren (dkfz 2015).

2.7   Gewichtszunahme und Gewichtsregulation

Der überwiegende Teil der Langzeitraucher (ca. 80%) nimmt innerhalb der ersten ein bis zwei Jahre nach dem Konsumverzicht durchschnittlich viereinhalb Kilogramm an Gewicht zu. Bei Frauen fällt die Gewichtszunahme etwas höher aus als bei Männern. Auch nach zehn Jahren Konsumverzicht haben viele ehemalige Raucher noch vier Kilogramm mehr Gewicht als während des Konsums. Als Ursache werden eine Drosselung des Stoffwechsels im Vergleich zur Tabakkonsumzeit und eine erhöhte Kalorienaufnahme nach dem

Tabakverzicht diskutiert. Das vorhandene orale Bedürfnis und eine gewisse Unruhe ohne Zigarette münden oft in Suchtverlagerung hin zu Snacks und in zeitweiligen Fressattacken. Möglicherweise verändert sich jedoch auch bei ehemaligen Rauchern die Zusammensetzung der Darmflora. Festgestellt wurden nach dem Rauchstopp vermehrt Bakterienstämme, die auch bei fettleibigen Personen dominieren.

Hier muss jedoch hervorgehoben werden, dass der Konsumverzicht und die nachfolgenden Jahre in ein Lebensalter fallen, in dem auch der überwiegende Teil der Nichtraucher an Gewicht zunimmt. Wegen der möglichen Gewichtszunahme auf den Tabakkonsum zu verzichten, darf als Scheinargument gewertet werden. Zum einen ist es so, dass Raucher häufig ohnehin schon übergewichtig sind, weil der Tabakkonsum für die meisten Konsumenten gleichzeitig mit Fehlernährung und Bewegungsmangel einhergeht. Damit kann die Gewichtszunahme um einige Kilogramm als unerheblich eingestuft werden und erhält deutlich weniger Bedeutung als der erwartbare Gesundheitsgewinn durch die Tabakabstinenz.

Zum anderen lässt sich durch gezielte Speisenauswahl die Kalorienaufnahme steuern und durch ein Bewegungsprogramm der Kalorienverbrauch erhöhen. Vielfach werden durch Anbieter von Rauchentwöhnungs-Programmen auch Ernährungs- und Bewegungsprogramme für Raucher bzw. ehemalige Raucher angeboten. Auskunft geben die Gesundheitsämter oder Krankenkassen (AWMF 2015; dkfz 2015).

2.8 Rauchentwöhnung

Allen erwachsenen Personen ist die schädigende Wirkung des Tabakkonsums bewusst. Pflegepersonen werden zudem in ihrem Arbeitsalltag mit den Folgen des Konsums konfrontiert. Das zeigt, wie gering der Einfluss von Rationalität, Realität und Moral sind und wie stark eine Tabakabhängigkeit ist. Tatsächlich gibt es keinen direkten Zusammenhang zwischen dem Wissen um die negativen Folgen und der Einsicht in die Schädlichkeit und dem Erfolg der Rauchentwöhnung (DHS 2018; DNRfK 2018; dkfz 2016; Huhn 2018b). Vielmehr braucht es für die Änderungsmotivation die positive Aussicht auf Erfolg und einen erkennbaren Gewinn durch die anzustrebende Abstinenz. Programme zur Rauchentwöhnung setzen deshalb auf Selbstwirksamkeit und Selbstwertempfinden. Maxime ist dabei nicht ein „Du musst aufhören wegen der Gesundheit", sondern ein „ich höre auf, weil ich es mir wert bin!". Die Mehrheit der Experten für Tabakentwöhnung geht davon aus, dass nach einer Klärungs- und Motivationsphase die „Schlusspunkt-Methode" den meisten Erfolg bringt (Huhn 2018b).

Empfehlungen zum Rauchstopp:

- Legen Sie den Termin für ihren ersten nikotinfreien Tag fest!
- Entfernen Sie alles, was an Rauchen erinnert!
- Beschäftigen Sie sich mit anderen Dingen!
- Belohnen Sie sich mit etwas Schönem!
- Achten Sie auf Bewegung oder beginnen Sie ein Sportprogramm!
- Naschen Sie Wohlschmeckendes und Gesundes!
- Machen Sie einen Bogen um die Raucherecke!
- Trinken Sie etwas, sobald Sie an Rauchen denken!
- Entzugserscheinungen sind normal! Ablenkung suchen!
- In Ausnahmefällen gehen Kaugummi und Pflaster!
- Auf keinen Fall Rauchen!
- Schauen Sie auf Ihren Erfolg!
- Treffen Sie sich möglichst nur mit Personen, die Ihren Erfolg unterstützen!

Nach der Entscheidung zum Rauchstopp werden die Rauchgewohnheiten, insbesondere auch mit dem Rauchen verbundene Rituale, registriert, um diesen in der Entwöhnungsphase besser begegnen zu können. Das Ablegen der Rauchutensilien kann in ein Ritual eingebunden werden. Pflegepersonen sollten die vorherigen „Raucherpausen" weiterhin nutzen, jedoch eine andere Pausenecke wählen und statt der Zigarette etwas Erfrischendes trinken oder zu essen zu sich nehmen. Für die Entwöhnungsphase wird empfohlen, den Kaffeekonsum zu reduzieren. Kaffee gilt vielfach als Rauchverstärker. Es soll jedoch viel getrunken werden. Empfohlen wird stündlich ein Glas Wasser. Bei jedem Verlangen nach der Zigarette an das offene Fenster treten, durchatmen und ein kühles Glas Wasser trinken. Es ist normal, nach dem Rauchstopp etwas an Gewicht zuzulegen. Die Entwöhnungsphase mit viel Bewegung einzuleiten und dann durchzuhalten, hilft auch bei der Gewichtsregulation. Wenn sich die Kondition verbessert, motiviert das zusätzlich. Sollten klinisch relevante gesundheitliche Probleme vorliegen, sollen der Rauchstopp und ein mögliches Bewegungsprogramm mit dem behandelnden Arzt abgesprochen werden. Bei Starkraucher kann ein Herz-Kreislauf-Check dem Sportprogramm vorausgeschickt werden. Sportprogramme in der Gruppe können förderlich sein. Ausgebildete Trainer unterstützen auch bei Konditions- und Gesundheitsproblemen (DNRfK 2018; AWMF 2015).

3 Cannabiskonsum

Cannabis ist die am häufigsten konsumierte illegale Droge weltweit und ist auch in Deutschland weitverbreitet. Die Offenheit Cannabis gegenüber und die Akzeptanz des Konsums steigen stetig. Die Diskussion um Legalisierung oder der Bereitstellung als Medikament werden überwiegend emotional geführt und selten sachlich abgewägt. Dabei liegt im regelmäßigen Cannabiskonsum ein nicht zu unterschätzendes Gesundheitsrisiko.

3.1 Verbreitung von Cannabis

Über den Zeitraum der letzten 25 Jahre zeigt der Cannabiskonsum einen wellenförmigen Verlauf mit insgesamt steigendem Konsum. Das entspricht einem weltweiten Trend bei allen illegalen Drogen. Jedoch ist für Deutschland unter Jugendlichen außer bei Cannabis ein Rückgang im Konsum illegaler Drogen zu verzeichnen (DHS 2018; United Nations 2018b).

Basierend auf den aktuellen Zahlen der Drogenaffinitätsstudie (BMG 2016) haben in Deutschland in den letzten 12 Monaten vor der Befragung unter den 12- bis 17-jährigen Jugendlichen ca. 341.000 (7,3%) Cannabis konsumiert. Der Unterschied zwischen männlichen und weiblichen Jugendlichen ist mit 8,1% zu 6,3% eher gering. Auch zwischen Schülerinnen und Schülern der verschiedenen Schulformen bzw. mit entsprechendem Schulabschluss finden sich keine signifikanten Unterschiede. Jedoch steigt die jugendliche 12-Monats-Prävalenz des Cannabiskonsums deutlich mit fortschreitendem Alter. Während 6,3% der Kinder zwischen 12 und 13 Jahren einen Konsum angaben, liegt der Wert für die 16- und 17-jährigen schon bei 16,6% der Jugendlichen und für junge Erwachsene bis zum 25. Lebensjahr bei etwa 18%.

Bei den 18- bis 64- jährigen Erwachsenen wird für die 12-Monats-Prävalenz von 6,1% der Personen ein Cannabiskonsum angegeben. Das entspricht etwa 3,11 Mio. Konsumenten. Bei den Erwachsenen konsumieren mit 7,4% zu 4,9% deutlich mehr Männer als Frauen Cannabis. Die höchste Konsumprävalenz zeigt sich unter den jungen Erwachsenen. Während die bis 24-Jährigen eine Prävalenz von ca. 20% zeigen, nimmt der Konsums danach stetig ab und liegt bei den 60- bis 64-jährigen bei 0,4%. Während der Cannabiskonsum bei Jugendlichen keine signifikanten Unterschiede nach Schulbildung aufweist, ist der Konsum bei Erwachsenen mit höherer Schulbildung weiterverbreitet (BMG 2018; DHS 2018; United Nations 2018a; Wendt 2017).

3.2 Cannabiskonsum bei Pflegepersonen

Nach Berufszugehörigkeit konsumieren laut Angaben der US Gesundheitsbehörde 32,2% der Mitarbeiter im Gastgewerbe, 27,5% in Kunst, Design und Medien sowie 19,4% im Verkaufsgewerbe regelmäßig Cannabis. Für Pflege- und Sozialberufe wird ein regelmäßiger Konsum von 16,8% angegeben (Stern 2018). Damit liegt der Konsum für Pflegeberufe über dem Durchschnitt und etwa gleichauf mit dem Alkoholkonsum der Berufsgruppe. Ob es sich um einen moderaten Konsum, einen schädigenden Cannabis-Konsum oder eine Abhängigkeit handelt, lässt sich aus den Daten nicht ableiten.

3.3 Suchtpotential in Cannabis

Das Suchtpotential einer Substanz errechnet sich daraus, wie viele der Erstkonsumenten nach einem definierten Zeitraum das Suchtmittel weiterhin konsumieren. Eine andere Erhebung des Suchtpotentials fragt nach mehreren Faktoren im Zusammenhang mit dem Suchtmittel: Entzugserscheinungen, Konsum-Kontrollverlust, Toleranzentwicklung, hoher Wiederholungseffekt, Abhängigkeitssymptome und Rauscheffekt. Danach findet sich Cannabis mit seinem Suchtpotential nach Heroin, Kokain, Alkohol, Nikotin/Tabak, Medikamenten mit Suchtpotential und Ecstasy an siebter Stelle der stoffgebundenen Abhängigkeitskrankheiten (Huhn 2018b; Schneider 2017). Laut dem Bericht der Drogenbeauftragten der Bundesregierung (2017) liegt bei geschätzten 0,5% der Erwachsenen in Deutschland ein schädlicher Konsum oder eine Abhängigkeit von Cannabis vor. Der schädliche Konsum liegt dann vor, wenn es zu körperlichen, psychischen, finanziellen und rechtlichen Schäden kommt. Abhängigkeit wird beschrieben als ein nahezu unstillbares Verlangen nach dem Suchtstoff, wodurch die gesamte Lebensmöglichkeit bis zur Selbstaufgabe beeinflusst wird. Der Cannabiskonsum ist von allen illegalen Drogen inzwischen bei den unter 25-jährigen der Hauptgrund für die Inanspruchnahme von Suchthilfe-Angeboten und für eine ambulante oder stationäre Behandlung (Wendt 2017). Insgesamt wird von etwa 600.000 hauptsächlich jungen Menschen ausgegangen, die Probleme mit ihrem Cannabiskonsum haben. Von allen Cannabiskonsumenten entwickeln jedoch nur 4-7% eine Abhängigkeit, womit den meisten Konsumenten ein kontrollierter und nicht süchtiger Umgang mit der Droge gelingt (Drogenbeauftragte 2017; Wendt 2017). Da Cannabis in Deutschland problemlos und kostengünstig erworben werden kann, entsteht kaum ein sogenannter Suchtdruck (Craving). Hinzu kommt, dass sich Hauptwirkstoffe im Fettgewebe ablagern, und langsam wieder abgegeben werden. Daher wird kaum ein Wirkstoffmangel bis zum nächsten Konsum erlebt, oder treten Entzugserscheinungen nur selten und dann moderat auf. Deshalb erleben sich viele Dauerkonsumenten mit

Abstinenztagen nicht als abhängig, was zu Fehleinschätzungen der tatsächlich vorliegenden Situation führen kann.

3.4 Inhaltsstoffe der Hanfpflanze

Die Produkte der Hanfpflanze sind seit mehr als 4000 Jahren als Rauschmittel und für viele medizinische Anwendungen bekannt. Cannabis wird aus der weiblichen Hanfpflanze gewonnen (Cannabis sativa). Das Harz der Pflanze enthält über 400 Inhaltsstoffe, darunter etwa 30 – 60 verschiedene psychoaktive Substanzen, die sogenannten Cannabinoide. Am bekanntesten und für die Rauschwirkung wesentlich ist das Delta-9-Tetrahydrocannabinol (THC). Der Gehalt an THC ist je nach Pflanzenbestandteil unterschiedlich. Bei den getrockneten Pflanzen (Marihuana, Gras) liegt der THC-Gehalt bei 1-5%, beim Harz (Haschisch) bei bis zu 15% und bei Haschischöl bis zu 70%. Andere Cannabinoide sind durchaus auch wirksam, etwa muskelentspannend oder angstlösend. Alle Bestandteile der Pflanzen werden geraucht. Das Harz und das Öl werden außerdem als Tee getrunken oder in Keksen gebacken. Beim Rauchen gelangen die Cannabinoide innerhalb von Sekunden in das Gehirn und innerhalb weniger Minuten zu einer maximalen Konzentration im Kreislauf, die sich innerhalb einer Stunde auf 10% des Spitzenwertes verringert. Die Wirkung hält bis zu fünf Stunden an. Bei oraler Aufnahme kommt es zu einer Verzögerung des Wirkeintritts bis zu fünf Stunden (Schneider 2017; Wendt 2017).

3.5 Verwendung in der Medizin

In der eher emotional geführten Diskussion um die Bedeutung von Cannabis als Arzneimittel, werden der Droge mitunter enorme Möglichkeiten unterstellt. Wissenschaftlich belegt ist jedoch ein schmales therapeutisches Spektrum mit wenigen Einsatzgebieten. Als etabliert gelten chronische Schmerzen, Spastiken, bei Multipler Sklerose, Inappetenz, Übelkeit und Erbrechen bei AIDS und unter Chemotherapie. Cannabis wird dann über spezielle Geräte inhaliert oder oral eingenommen. Das Cannabispräparat muss vom Arzt verordnet werden. Die Kostenübernahme bedarf der Zustimmung durch die Krankenkasse, die innerhalb von drei Tagen erfolgen muss. Derzeit werden die Daten der Cannabispatienten anonymisiert erfasst, um daraus weitere Empfehlungen zur Therapie und Verordnungsfähigkeit ableiten zu können (BMG 2016). Das oft beschriebene Risiko einer Abhängigkeit kann bei der medizinischen Anwendung und nach realistischer Risiko – Nutzen – Abwägung vernachlässigt werden.

3.6 Über die Cannabissucht

Der Suchtstoff hilft durch chemische Einflüsse positive Empfindungen zu stärken, und negative Empfindungen zu mildern. Cannabiskonsum vermittelt überwiegend ein körperlich wohliges Dasein, regt die Phantasie an, befreit von Ängsten und bewirkt die Loslösung von der Realität. Eine zentrale Rolle im Cannabiskonsum liegt in der Aufgabe der Selbstkontrolle, vor allem für sehr leistungsorientierte und affektgehemmte Personen, die in ihrem Alltag ihre Gefühle nicht zeigen oder schwer ausleben können. Dann wird der Cannabiskonsum zum „Absacker" am Feierabend, um runterzukommen, sich zu entspannen und sich frei zu fühlen (Wendt 2017).

Für pubertäre Kinder und Jugendliche stellt sich das Problem, dass sie auf dem Weg zur Selbstständigkeit vermehrt fremden Umgebungen ausgesetzt sind, in denen sie Menschen begegnen, die sich anders verhalten und anderen Richtlinien folgen als Personen des bisherigen Bezugsrahmen, der auch bei bestehenden Konflikten einen gewissen Schutz geboten hat. Plötzlich sehen sie sich neuen Anforderungen ausgesetzt und erkennen, dass sie manchen Situationen noch nicht gewachsen sind oder auch Fähigkeiten nicht beherrschen, die gefordert werden (Voigtel 2015). Fehlt jetzt das nötige Vertrauen in die Selbstwirksamkeit, kann das Suchtmittel beruhigend wirken und Ängste überdecken helfen. Der Konsum mit anderen Adoleszenten lässt das Anderssein in fremder Umgebung überwinden und bietet das wichtige Gemeinschaftsempfinden in fremden sozialen Situationen. Durch die teilweise Illegalität bietet der Konsum einen zusätzlichen Reiz auch für den Zusammenhalt der Gruppe. Cannabis ist zudem relativ leicht zu beschaffen, mit Taschengeld finanzierbar und ohne nennenswerten Aufwand jederzeit und fast überall konsumierbar.

Hauptwirkungen von Cannabis

Euphorie	- angenehm entspannte Zufriedenheit - ausgelassene Albernheit - Gemeinschafts- /Zugehörigkeitsempfinden
Sedierung	- niedrige Dosierung eher anregend - höhere Dosierung deutlich sedierend - körperliche Trägheit / Bleischwere - angstlösend
Reaktion/ Konzentration	- verlängerte Reaktionszeit - Wahrnehmungsbeeinträchtigung - Störung der Informationsverarbeitung - Störung der Gedächtnisleistung - Beeinträchtigung der Fahrtauglichkeit (bis zu 24 Std.) - Abhängig von der Höhe der Dosierung
Psychodelische Wirkung	- intensivere Wahrnehmung von Tönen und Farben - einzelne Reize erhalten höhere Bedeutung - zum Teil Überbewertung von Reizen - traumähnliche Vorstellungen und Bilder - selten echte Halluzinationen - verändertes Zeitempfinden
Vegetativum/ körperliche Wirkung	- beschleunigter Puls - erhöhter Blutdruck - Augenrötung charakteristisch - Heißhunger (Fressflash) - Mundtrockenheit - Übelkeit (besonders am Anfang)

Cannabiswirkung. Quelle: Wendt 2018

3.7 Die Gefahren durch Cannabiskonsum

Die Folgeschäden eines Cannabiskonsums sind sehr stark von der Dosis und der Häufigkeit des Konsums abhängig und vom Alter der Konsumenten. Bis zum 25. Lebensjahr treten gravierende irreversible Schäden auf, weil die Gehirnentwicklung noch nicht abgeschlossen ist. Von Wortfindungsstörungen bis zu schweren Gedächtnislücken und dauerhaften strukturellen Gehirnschäden ist alles möglich. Auffallend oft wird eine Beeinträchtigung des vorausplanenden Gedächtnisses befundet. Die Patienten erinnern sich nicht, was sie sich zu erledigen vorgenommen haben. Hinzu kommt das sogenannte „amotivationale Syndrom", das sich durch Antriebslosigkeit, Lethargie, Planlosigkeit, Konzentrations- und Gedächtnisstörungen zeigt, und häufig zum Abbruch von Schule und Ausbildung führt. Cannabis kann den Ausbruch von Psychosen triggern.

Wenngleich das größte Risiko für jugendliche Konsumenten besteht, treffen weitere gesundheitliche Risiken auch alle Erwachsenen. Das Rauchen von Cannabis ist extrem schädlich. Neben obstruktiver Lungenerkrankung treten Krebserkrankungen in der Lunge und dem Mund-Rachen-Raum auch unabhängig vom Tabakkonsum auf. Hinzu kommt eine erhöhte Infektanfälligkeit durch Unterdrückung der Immunabwehr. In der Schwangerschaft führ der Cannabiskonsum zu Schäden am Ungeborenen und zu einer höheren Geburtssterblichkeit (Schneider 2017; Wendt 2017).

Dennoch wird Cannabis bei einem Ranking der Universität Bristol zur Gefährlichkeit von Substanzmissbrauch auf Platz 11 von 20 untersuchten Substanzen geführt. Damit liegt Cannabis weit hinter den legalen Drogen Alkohol und Tabak und allen suchtriskanten Medikamenten. Die verschiedenen Substanzen werden auf ihre Wirkung, ihr Suchtpotential, durch die Sucht verursachte körperliche Schäden und die gesellschaftlichen entstehenden Probleme hin untersucht.

Bei Cannabis handelt es sich keineswegs um eine harmlose Droge. Für junge Menschen bis zum 25. Lebensjahr ist auch ein moderater Konsum derart gesundheitsschädlich, dass von einem Konsum abgeraten werden muss. Erwachsene haben ein gesundheitliches Risiko, dass bei dauerhaftem Konsum zum Tragen kommt und durch die Cannabis-Tabak-Mischung verstärkt wird. Der medizinische Nutzen von Cannabis erfordert weitere Studien. Auch braucht es Wissen über mögliche unerwünschte Wirkungen beim medikamentösen Cannabis-Einsatz. Derzeit soll der medizinische Einsatz von Cannabis als Einzelfallentscheidung zwischen Patient und Arzt diskutiert und abgewogen werden. Die Frage der Legalisierung muss auch aus diesem Grund unbedingt weniger ideologisch behandelt werden.

4   Tabak- und Cannabiskonsum in Pflegeberufe

Mitarbeiter in sozialen Berufen, insbesondere Pflegepersonen und Sozialarbeiter, zeigen ein hohes Abhängigkeitsverhalten, das auch mit Krankheitszeiten korreliert (Badura et al. 2013). Für Pflegepersonen und Mediziner gilt die Substanzmittelabhängigkeit in einigen Versorgungsbereichen als häufigste tödliche Berufskrankheit (Teigeler 2012). Besonders der Tabakkonsum liegt bei Pflegepersonen, insbesondere bei jüngeren Personen und Auszubildenden, weit über dem Durchschnitt der deutschen Bevölkerung (vgl. Kap. 1.4) Der Konsum von Cannabis liegt ebenfalls deutlich über dem durchschnittlichen Konsum, jedoch nicht in der exorbitanten Höhe des Tabakkonsums (vgl. Kap. 2.1). Jedoch liegen zum Cannabiskonsum bei den Angehörigen der Pflegeberufe im Vergleich zum Tabak-, Medikamenten- und Alkoholkonsum kaum robuste Daten vor, sodass keine abschließende Aussage und Bewertung vorgenommen werden kann.

In einer Befragung unter rund 1.300 Pflegepersonen geben 30 Prozent der Personen an, täglich Alkohol zu trinken (Dorner 2014). Ein Großteil der Pflegepersonen gibt einen Medikamentenkonsum an, der ebenfalls Suchtpotential aufweist (Teigeler 2012). Aus der Suchtforschung ist bekannt, dass abhängige Personen überwiegend einen sogenannten Bei -Konsum zu anderen Suchtmitteln aufweisen oder eine Abhängigkeit zu mehr als einem Suchtmittel haben (Polytoxikomanie). Die große Zahl der Nikotinkonsumenten in den Pflegeberufen weist auf ein hohes Risikoverhalten der Berufsangehörigen hin (dkfz 2016). Deshalb kann die Zahl der Pflegepersonen mit schädlichem Cannabiskonsum durchaus anders liegen, als die Angabe des täglichen Konsums in der Befragung vorgibt (Badura et al. 2013; Arbeitskreis OPD 2017).

Wenngleich es gerne vermutet wird, findet sich keine Kausalität zwischen der Berufsausübung in der beruflichen Pflege und dem Suchtaufkommen, zumal der Suchtmittel-Konsum oder das konsumfördernde Verhalten in der untersuchten Population überwiegend schon vor dem Berufseintritt vorhanden waren (Schneider 2017; dkfz 2016). Vielmehr ist anzunehmen, dass dieselben Personen in einem anderen Beruf auch ein Suchtproblem entwickelt hätten. Neben einer genetischen Komponente liegen der Suchtentstehung komplexe Persönlichkeits-merkmale zugrunde, die auf eine Umwelt treffen, in der Konsum möglich ist.

Die Angehörigen der Pflegeberufe gelten als äußerst vulnerable Gruppe mit geringer Resilienz (Huhn 2018a; Badura et al. 2013). Ähnlich wie Suchtkranke sehen sie sich überwiegend den äußeren Bedingungen ausgeliefert und in der Opferrolle. Das hohe Bedürfnis nach Anerkennung korrespondiert negativ mit der Wahrnehmung, nicht ausreichend gewürdigt zu werden und die Ideale ihrer beruflichen Möglichkeiten nicht leben zu können (ebenda; CARE Klima-Index 2017). Die Berufstätigkeit wird selten als Beruf wahrgenommen und rational fachlich begründet, sondern emotionalisiert und von altruistischen Vorstellungen begleitet, die nicht befriedigt werden können. Damit werden die Wahrscheinlichkeiten einer Abhängigkeitserkrankung erhöht und gefestigt (ebenda).

Hinzu kommt die nicht zu unterschätzende Situation, dass Pflegepersonen mit Suchtstoff - Konsum aufgrund ihrer Ausbildung und ihrer Berufserfahrung mit Krankheitsbildern als Folge von Suchtmittelmissbrauch, stets der Vorwurf „gegen besseres Wissen zu handelt" entgegen-gebracht wird. Weil dieser Vorwurf einer gewissen Argumentationslogik folgt und oft als gutgemeint daherkommt, entsteht ein zusätzlicher Stress, der nach Beruhigung verlangt. Der dadurch entstehende Rechtfertigungsstress, einhergehend mit schlechtem Gewissen und Schuldgefühlen, verstärkt zum Teil das Konsumverhalten (Pudel & Westerhöfer 2003). Daraus folgt dann die Begründung des Konsums bzw. des schwierigen Einstiegs in die Abstinenz mit der hohen beruflichen Belastung, was jedoch als Schutzbehauptung gelten kann. Wahrscheinlich wäre die Konsumbereitschaft mit Abhängigkeit auch in einem anderen Beruf aufgetreten.

Für Pflegepersonen sind aufgrund ihrer Einkommenssituation die besprochen Substanzen Tabak und Cannabis ebenso wie Alkohol grundsätzlich finanzierbar. Zu Medikamenten bestehen zudem ausreichende Fachkenntnisse und eine gefährdende Griffnähe. Das erleichtert den Zugang zu den Suchtmitteln erheblich. Aufgrund der subjektiv erlebten hohen Belastung durch die berufliche Situation werden die Suchtstoffe als kurzfristige Entlastung erlebbar. Die Zigarette in der Kurzpause impliziert die Vorstellung, jetzt endlich etwas für sich selbst zu tun, nachdem die berufliche Tätigkeit eher ein Tun und Sorgen für andere Menschen bedeutet. Auch kommt dem anderen Ort (Raucherecke) ein Ausstieg aus der Dauerpräsenz und eine Entlastungsfunktion zu, wie es zu früheren Zeiten die sogenannten berufsfremden Tätigkeiten, wie Reinigungsarbeiten oder Hol- und Bringedienste, darstellten. Da das Rauchen überwiegend in Gemeinschaft stattfindet, liegt darin auch die Möglichkeit, die Kollegen zu treffen, die während der Arbeitsphasen oft unsichtbar in den Krankenzimmern beschäftigt sind. Das Rauchen selbst und die kollegiale Begegnung geben den Treffen unbewusst zusätzlich einen formellen Charakter; man trifft sich nicht nur zum Nichtstun und Quatschen, sondern zum gemeinsamen Tun und zum Austausch (DNRfK 2018; Huhn 2018b).

Cannabisgebrauch wird auch bei Pflegepersonen vergleichbar dem Alkoholkonsum als Möglichkeit des „Herunterkommens" von den Alltagsbelastungen und als Genussmittel mit der Vorstellung „sich etwas Besonderes zu gönnen" ritualisiert und in gewisser Weise zum Einstieg in den Feierabend gewählt (Huhn 2018a). Dabei kann es sich trotz eines gewissen Risikos zur Abhängigkeit durchaus um einen tolerablen und moderaten Konsum handeln.

Die vorliegenden Daten zum Konsumverhalten der Pflegepersonen und das tatsächliche Suchtpotential von Cannabis lassen keinen anderen Schluss zu.

Schlussbetrachtung

Im Vergleich zum Cannabis- oder Alkoholkonsum sind viel mehr Tabakkonsumenten abhängig. Wegen der besonders hohen schädigenden Wirkung des Tabakkonsums auf den Organismus gibt es keinen unkritischen Konsum. Der tägliche Konsum auch weniger Zigaretten kann sich gesundheitlich negativ bemerkbar machen (AWMF 2015; Schneider 2015). Ein Verzicht auf Tabak verbessert die gesundheitliche Situation umgehend. Für viele Raucher ist es hilfreich, an einem Gruppenprogramm teilzunehmen. Informationen hierzu geben die Krankenkassen, die Berufsgenossenschaften oder die Betriebsärzte bzw. die Beauftragten für betriebliche Gesundheitsförderung. Spezielle Angebote für Pflegepersonen können auch über das Deutsche Netzwerk rauchfreie Krankenhäuser (www.dnrfk.de) und für Pflegeschulen über das Programm astra plus (http://www.astra-programm.de) abgerufen werden. Rauchentwöhnungskurse werden durch die Krankenkassen finanziell bezuschusst.

Auch beim Cannabiskonsum bestehen gesundheitliche Risiken, die jedoch ab dem 25. Lebensjahr rückläufig sind und dann überwiegend von der Konsummenge abhängen. Bisher liegen zu wenig Daten über die gesundheitliche Wirkung der verschiedenen Inhaltsstoffe in Cannabisprodukten vor. Da keine Kontrolle über die einzelnen Inhaltsstoffe oder die Reinheit des Produkts möglich ist, liegen wahrscheinlich höhere Gesundheitsrisiken vor als bisher bekannt sind. Nach derzeitigem Wissen kann bei Erwachsenen bis zu einem gewissen Grad ein gesundheitlich unbedenklicher Konsum angenommen werden, wobei bedacht werden muss, dass der Übergang von einem unbedenklich moderaten Konsum zu einem kritischen Konsum oder zu einer Abhängigkeit fließend und oft unbemerkt verläuft (akzept et al. 2018). Auch darf bei der Beurteilung der gesundheitlichen Gefahren des Cannabiskonsums nicht außer Acht gelassen werden, das Cannabis in den meisten Situationen in Verbindung mit Tabak konsumiert wird, also die Risiken des Tabakkonsums hinzukommen.

Bei vermutetem kritischen Cannabiskonsum, insbesondere für Jugendliche, wird empfohlen, eine Beratungsstelle aufzusuchen, die sich hierzu spezialisiert hat. Informationen geben die Krankenkassen, Gesundheits- und Jugendämter oder Suchtberatungsstellen der Wohlfahrtsverbände. Für schulpflichtige Konsumenten helfen die Schulämter oder direkt die Vertrauenslehrer der Schulen. Bei Konsumverdacht von Kindern und Schülern bestehen für Eltern und Lehrer auch ohne Eigenkonsum Beratungsangebote, die über die zuvor genannten Stellen erfragt werden können. Erziehungsberechtigte haben ihren Kindern gegenüber eine Fürsorgepflicht, die in bestimmten Fällen geradezu zwingend eine Fachberatung nötig macht.

Während für Tabak- und Alkoholkonsum ein Problembewusstsein besteht, dass sich in betrieblichen Gesundheitsangeboten von persönlicher Beratung über entsprechende Informationsangeboten bis zu Entwöhnungskursen zeigt, wird der Cannabiskonsum weitgehend vernachlässigt und in betrieblichen Präventionsprogrammen kaum berücksichtigt. Selbst in Kliniken mit Suchtschwerpunkt findet sich das Thema Cannabiskonsum selten in der betrieblichen Gesundheitsförderung. Möglicherweise wird der Cannabiskonsum sowohl von den Konsumenten als auch den Gesundheitsbeauftragten als nicht ausreichend gefährlich angesehen und deshalb nicht in entsprechendem Maße gewürdigt. Lange Zeit wurde auch das Alkoholproblem ähnlich bagatellisiert, bis die Krankheitsausfälle eine ernsthafte Auseinandersetzung erzwungen haben. Wahrscheinlich sollten Krankheitsdaten verstärkt unter dem Aspekt von Cannabiskonsum untersucht werden, um mögliche Zusammenhänge zu erfassen und entsprechend zu intervenieren.

Literatur

akzept; Deutsche Aidshilfe; JES Bundesverband (2018): 5. Alternativer Drogen- und Suchtbericht. Pabst; Lengerich

Arbeitskreis OPD (2017): Modul Abhängigkeitserkrankungen. Hogrefe, Göttingen

AWMF (2015): Leitlinie "Screening, Diagnostik und Behandlung des schädlichen und abhängigen Tabakkonsums", Paderborn

Badura, B. et al. (2013): Fehlzeiten-Report 2013. Springer, Berlin & Heidelberg

BfR (2016): Ausgewählte Fragen und Antworten zu Wasserpfeifen. Bundesinstitut für Risikobewertung. https://www.bfr.bund.de/de/ausgewaehlte_fragen_und_antworten_zu_wasserpfeifen-8953.html#topic_127509 letzter Zugriff 9.08. 2018 / 12.25h

BMG (2016): Cannabis. www.bundesgesundheitsministerium.de/service/begriffe-von-a-z/c/cannabis.html#c1531 letzter Zugriff 19.07. 2018 / 23.10h

BZgA (2017): Vorsicht Wasserpfeife. Köln

CARE Klima Index (2017): Befragung von Pflegepersonen. Deutscher Pflegerat; Berlin

DHS (Hg.) (2018): Deutsche Hauptstelle für Suchtfragen. Jahrbuch Sucht 2018. Lengerich

dkfz (Hg.) (2015): Deutsches Krebsforschungszentrum. Tabakatlas Deutschland 2018. Heidelberg

DNRfK (2018): Aktionen und Meldungen zum Weltnichtrauchertag. http://www.dnrfk.de/home/ letzter Zugriff 20.06. 2018/21.12h

Dorner, C. (2014): „Hast Du ein Alkoholproblem?" Interview mit Jürgen Osterbrink. In: kma - Das Gesundheitswirtschaftsmagazin 19 (4) 70-71

Drogenbeauftragte der Bundesregierung (Hg.) (2017): Drogen- und Suchtbericht. Berlin

Huhn, S. (2018a): „Ich muss ja nicht trinken." Alkoholkonsum. In: Die Schwester/Der Pfleger 57 (4) 46-50 Bibliomed Verlag Melsungen

Huhn, S. (2018b): Tabak- und Cannabiskonsum bei Pflegenden. In: Die Schwester/Der Pfleger 57 (8) 30-34 Bibliomed Verlag Melsungen

Pudel, V.; Westerhöfer, J. (2003): Ernährungspsychologie. Hogrefe, Göttingen

United Nations (2018a): ANALYSIS OF DRUG MARKETS. Opiates, cocaine, cannabis, synthetic drugs. Wien

United Nations (2018b): World Drug Report 2018. Bd. 1-5; Wien

Voigtel R. (2015): Sucht. Psychosozialverlag, Gießen

Wendt, K. (2017): Suchthilfe und Suchttherapie. Schattauer; Stuttgart

Schneider, R. (2017): Die Suchtfibel. Schneider Verlag; 19. Aufl. Baltmannsweiler

Stern (2018): Cannabis Konsum www.stern.de/panorama/gesellschaft/cannabis-konsum--in-diesen-berufen-wird-am-haeufigsten-gras-geraucht-7959762.html letzter Zugriff am 27.06. 2018 / 8.35h

Teigeler, B. (2012): „Die häufigste tödliche Berufskrankheit." Interview mit Christoph Maier. In: Die Schwester/Der Pfleger 51 (3) 226-228

Zeiher, J.; et al. (2017): Rauchen bei Erwachsenen in Deutschland. In: Journal of Health Monitoring 2 (2) 59-65

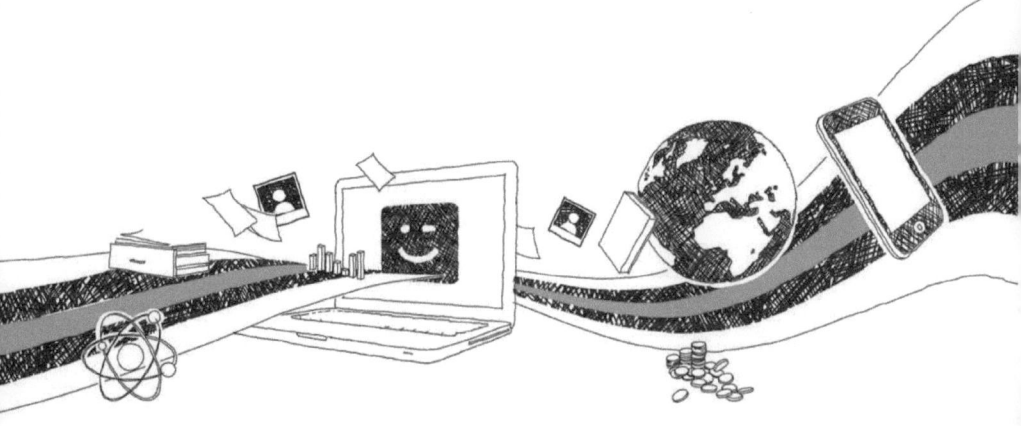
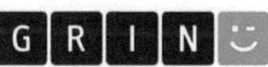